Devenir mince sans se priver en 90 jours

Le livre pour une vie plus légère : les secrets d'une perte de poids réussie.

IV Animé
Copyright © - 2023
Editeur : Igor Vinchon
Tous droits réservés.
ISBN : 9798375881874
Imprimé à la demande par AMAZON

SOMMAIRE

<u>Introduction</u>

- Présentation de l'auteur et de son parcours en matière de perte de poids
- Présentation des différentes approches de perte de poids
- Importance de consulter un professionnel de santé avant de commencer un régime

<u>Chapitre 1 : Comprendre la perte de poids</u>

- Les différentes causes de l'obésité
- Les différents types de régimes
- Les avantages et les inconvénients de chaque approche
- Les risques pour la santé liés à un poids excessif

Chapitre 2 : Alimentation saine et équilibrée

- Les bases d'une alimentation saine
- Les groupes d'aliments à privilégier et à éviter
- 20 recettes saines et faciles à préparer
- Comment gérer les situations difficiles (sorties, événements, etc.)

Chapitre 3 : Exercice physique

- Les différents types d'exercices
- Les avantages de l'exercice physique pour la perte de poids
- Comment intégrer l'exercice physique dans son quotidien
- 20 séances d'entraînement adaptées à tous les niveaux

Chapitre 4 : Gérer les mentalités et les attitudes

- Comment gérer les émotions et les rechutes
- Comment maintenir sa motivation
- Les erreurs à éviter
- Comment surmonter les obstacles

<u>Chapitre 5 : Témoignages de personnes qui ont réussi à perdre du poids</u>

- Une histoire inspirante de Sarah qui a réussi à perdre du poids
- Les conseils de Sarah

<u>Conclusion :</u>

- Récapitulation des principaux points abordés dans le livre
- Conseils pour continuer à perdre du poids de manière saine et durable
- Remerciements

Présentation de l'auteur et de son parcours en matière de perte de poids

L'individu en question que l'on appellera Maxime, a été confronté à des défis liés au poids tout au long de sa vie.

Il a commencé à prendre du poids à un jeune âge et, malgré de nombreuses tentatives pour le contrôler, il a connu une augmentation de sa masse graisseuse au fil des années. Cela a eu un impact négatif sur sa santé physique et mentale, le laissant découragé et sans espoir.

Cependant, il a décidé de ne pas abandonner et de se battre pour atteindre son objectif de perte de poids.

Il a commencé par faire des changements simples à son alimentation, en réduisant considérablement la consommation d'aliments gras et sucrés et en augmentant la consommation de légumes et de fruits.

Il a également commencé à faire attention à la taille de ses portions et à éviter les collations inutiles.

Il a également commencé à inclure de l'exercice dans son mode de vie. Il a commencé par des activités simples telles que la marche, en se fixant des objectifs quotidiens de nombre de pas.

Il a progressé vers des activités plus intensives telles que la course et le cardio, en ajoutant de la variété à son régime d'exercice pour éviter la monotonie.

Il a également commencé à explorer de nouveaux sports et activités physique qu'il aimait, ce qui l'a aidé à rester motivé et à continuer à faire de l'exercice régulièrement.

Cependant, il a réalisé que la perte de poids ne se limitait pas seulement à des changements physiques.

Il a commencé à travailler sur sa santé mentale en se donnant des objectifs réalisables, en apprenant à se célébrer pour ses réalisations et en étant conscient de ses pensées négatives.

Il a appris à se traiter avec bonté et à se concentrer sur les progrès qu'il a accomplis plutôt que sur les obstacles qui se dressaient sur son chemin.

Il a également commencé à explorer les techniques de gestion du stress, telles que la méditation et la respiration profonde, pour aider à soutenir sa santé mentale en parallèle de sa perte de poids.

Au fil du temps, il a constaté que ses changements constants et sa détermination sans faille ont finalement porté leurs fruits.

Il a atteint son objectif de perte de poids, en continuant à maintenir son poids en adoptant un mode de vie sain et en faisant de l'exercice régulièrement.

Il a inspiré de nombreuses personnes avec son parcours et son histoire de réussite en matière de perte de poids, en partageant ses défis et ses réalisations sur les réseaux sociaux et en participant à des conférences sur la santé et la forme physique.

Il a également créé un blog où il partage des conseils et des astuces pour aider les autres à atteindre leurs objectifs de perte de poids.

Il a également travaillé avec des nutritionnistes et des entraîneurs pour développer un programme de perte de poids basé sur ses propres expériences et qui a aidé des milliers de personnes à atteindre leurs objectifs de perte de poids.

Son programme comprend une approche équilibrée pour la perte de poids, en incluant des conseils sur l'alimentation, l'exercice et la santé mentale.

L'individu en question est maintenant un défenseur actif de la santé et de la forme physique et continue de partager son histoire et son parcours avec les autres pour les inspirer à atteindre leurs objectifs de perte de poids.

Il est fier d'avoir démontré que la perte de poids est possible avec de la détermination et de la persévérance, et espère inspirer les autres à prendre le contrôle de leur santé et de leur forme physique.

En conclusion, l'histoire de cette personne montre que la perte de poids peut être un défi difficile, mais avec la détermination, la persévérance et une approche équilibrée, il est possible d'atteindre ses objectifs et de vivre une vie plus saine et plus heureuse.

Il est un exemple inspirant pour ceux qui cherchent à améliorer leur santé et leur forme physique et montre que, peu importe où vous commencez, vous pouvez réussir à atteindre vos objectifs avec le temps.

Présentation des différentes approches de perte de poids

La perte de poids est un défi complexe pour de nombreuses personnes et il existe de nombreuses approches différentes pour aider les personnes à atteindre leurs objectifs de perte de poids. Chacune de ces approches peut fonctionner différemment pour différentes personnes en fonction de leur corps, de leurs habitudes alimentaires et de leur mode de vie. Il est important de comprendre les différentes approches de perte de poids pour choisir celle qui conviendra le mieux à ses besoins personnels.

Voyons les différentes manières de perdre du poids :

● Diètes alimentaires

Les diètes alimentaires sont un moyen fréquemment utilisé pour perdre du poids. Il existe une variété d'approches différentes qui peuvent être efficaces pour atteindre un poids santé, chacune ayant des restrictions alimentaires et des priorités nutritionnelles différentes.

Certaines des approches les plus courantes incluent :

1. Régimes végétariens ou végétaliens : Ceux-ci excluent les produits d'origine animale et peuvent être riches en légumes, fruits, céréales complètes et noix. Ce type de régime peut aider à réduire les graisses saturées et à augmenter les nutriments tels que les fibres et les antioxydants.
2. Régimes faibles en glucides : Ceux-ci limitent les glucides simples et peuvent être riches en graisses et en protéines. L'objectif de ce type de régime est de réduire l'apport calorique et de stimuler la production d'insuline pour brûler les graisses.

3. Régimes méditerranéens : Ceux-ci mettent l'accent sur les aliments tels que les fruits, les légumes, les céréales complètes, les noix et les huiles d'olive. Ce type de régime peut aider à contrôler la glycémie, à réduire les risques de maladies cardiaques et à améliorer la satiété.

4. Régimes riches en protéines : Ceux-ci mettent l'accent sur les aliments riches en protéines, tels que la viande, les produits laitiers, les noix et les grains de soja. Ce type de régime peut aider à réduire l'apport calorique et à augmenter la satiété.

Il est important de se rappeler que les diètes alimentaires doivent être suivies de manière cohérente et équilibrée pour être efficaces. Certaines diètes peuvent également entraîner une carence en nutriments si elles ne sont pas adaptées aux besoins individuels. Il est donc crucial de consulter un professionnel de la santé pour s'assurer que la diète choisie est saine et adaptée à ses besoins. De plus, les diètes à long terme peuvent être difficiles à suivre, il est donc important de développer de saines habitudes alimentaires pour maintenir un poids santé à long terme.

● Exercices physiques

Les exercices physiques sont l'une des approches les plus courantes pour la perte de poids et le maintien de la forme physique. Les activités telles que la marche, la course à pied, le vélo, la natation et les sports de plein air peuvent être très utiles pour brûler les calories et perdre du poids. Cependant, pour obtenir des résultats optimaux, il est important de respecter les principes suivants:

Établissez un programme d'exercice régulier: Il est important d'être cohérent dans votre programme d'exercice, que ce soit en terme de fréquence, de durée et d'intensité. Les entraînements de 30 à 60 minutes, 3 à 5 fois par semaine sont souvent considérés comme un bon point de départ.

2. Viser un équilibre entre l'aérobie et la résistance: L'entraînement aérobie (tel que la marche ou la course à pied) aide à brûler les calories et à améliorer la condition cardiovasculaire, tandis que l'entraînement de résistance (comme les poids) renforce les muscles et augmente le métabolisme. Il est donc important de viser un équilibre entre les deux.

3. Variation de l'intensité: Il est conseillé de varier l'intensité de l'entraînement pour brûler des calories de manière optimale. Cela peut inclure des entraînements à intensité modérée et des séances d'intervalles à haute intensité.

4. Établir des objectifs réalisables: Il est important de fixer des objectifs réalisables pour votre programme d'exercice, en fonction de votre condition physique actuelle. Les objectifs peuvent inclure la durée de l'entraînement, le nombre de calories brûlées ou le nombre de kilogrammes perdus.

5. Soyez créatif: Il est important de trouver une activité physique que vous appréciez afin de maintenir votre engagement et votre motivation à long terme. Il peut s'agir de sports collectifs, de danses, d'activités en plein air ou de séances de remise en forme en groupe.

En fin de compte, les exercices physiques sont un excellent moyen de perdre du poids et de maintenir une bonne forme physique. En combinant une alimentation saine et équilibrée avec un programme d'exercice régulier, vous pouvez atteindre vos objectifs de perte de poids de manière efficace et durable.

- **Thérapie comportementale pour la perte de poids**

La thérapie comportementale est une approche courante pour aider les personnes à perdre du poids et à maintenir une alimentation saine. Elle vise à identifier et à changer les habitudes alimentaires et les comportements qui peuvent contribuer à la prise de poids. Les thérapeutes utilisent souvent des techniques qui peuvent influencer les choix alimentaires pour aider les personnes à atteindre leurs objectifs de perte de poids.

Comment ça marche

Le processus de la thérapie comportementale pour la perte de poids commence souvent par une analyse de la nourriture et de l'exercice. Le thérapeute aidera la personne à élaborer un plan d'alimentation saine et équilibrée qui inclura des repas réguliers et des collations saines. Ensemble, ils peuvent également travailler pour déterminer les déclencheurs d'aliments malsains et élaborer des stratégies pour éviter ces déclencheurs.

Techniques de thérapie comportementale

Il existe plusieurs techniques différentes que les thérapeutes utilisent dans le cadre de la thérapie comportementale pour la perte de poids. Certaines de ces techniques incluent la rétroaction en temps réel sur les habitudes alimentaires, la planification de la nourriture, la réduction de la restriction alimentaire et l'examen des pensées et des émotions qui peuvent influencer les choix alimentaires. Les thérapeutes peuvent également travailler avec les personnes pour les aider à développer de nouvelles compétences en matière de gestion du stress et d'autres comportements qui peuvent contribuer à la prise de poids.

Efficacité

Des études ont montré que la thérapie comportementale est efficace pour aider les personnes à perdre du poids et à maintenir une alimentation saine à long terme.

Les personnes qui suivent une thérapie comportementale peuvent s'attendre à voir une perte de poids significative au fil du temps, ainsi qu'une amélioration de leur santé globale. Cependant, il est important de noter que les résultats peuvent varier d'une personne à l'autre et que la thérapie comportementale peut ne pas être la solution idéale pour tout le monde.

En conclusion, la thérapie comportementale est une approche efficace pour aider les personnes à perdre du poids et à maintenir une alimentation saine à long terme.

Elle peut être particulièrement utile pour les personnes qui ont des comportements alimentaires déséquilibrés ou qui sont confrontées à des déclencheurs environnementaux qui les incitent à manger de manière malsaine.

Avec le soutien d'un thérapeute expérimenté, les personnes peuvent apprendre de nouvelles compétences pour gérer leurs habitudes alimentaires et atteindre leurs objectifs de perte de poids. Il est important de se rappeler que la thérapie comportementale nécessite du temps et de l'effort pour produire des résultats, mais peut être un moyen très utile pour atteindre une alimentation saine et un poids santé.

● Chirurgie Bariatrique

La chirurgie bariatrique est une intervention chirurgicale qui vise à aider les personnes souffrant d'obésité morbide ou sévère à perdre du poids en modifiant leur système digestif. Cette intervention est considérée comme une option de dernier recours après que les autres options de perte de poids, telles que les régimes alimentaires et l'exercice, ont échoué. Il est important de noter que la chirurgie bariatrique comporte des risques potentiels et doit être considérée soigneusement.

Il existe plusieurs approches de la chirurgie bariatrique, chacune ayant ses propres avantages et inconvénients. Les procédures les plus courantes incluent :

La sleeve gastrectomie : cette procédure consiste à enlever une partie de l'estomac pour réduire sa capacité à contenir de la nourriture. Le patient ressent alors une sensation de satiété plus rapidement et mange donc moins. Cette procédure ne nécessite pas de réajustement de la longueur de l'intestin et est généralement considérée comme moins invasive que d'autres procédures bariatriques.

2. L'anneau gastrique : cette approche consiste à placer un anneau autour de l'estomac pour réduire sa capacité à contenir de la nourriture. L'anneau peut être réglé pour ajuster la restriction alimentaire selon les besoins du patient. Cette procédure est considérée comme moins invasive que d'autres options de chirurgie bariatrique et peut être réversée si nécessaire.

3. La gastrectomie bilio-pancréatique avec dérivation du duodénum : cette procédure consiste à enlever une partie de l'estomac, à dériver la vésicule biliaire et une partie du duodénum pour réduire la capacité de la personne à manger et à absorber les nutriments. Cette procédure est généralement considérée comme plus invasive et peut entraîner des complications graves telles que des saignements et des infections.

4. La dérivation biliopancréatique avec anneau gastrique : cette approche combine la dérivation biliopancréatique avec l'anneau gastrique pour une perte de poids plus importante. Cette procédure est considérée comme plus invasive que l'anneau gastrique seul et comporte un risque accru de complications graves.

Il est important de noter que, peu importe l'approche choisie, la réussite à long terme de la chirurgie bariatrique dépend de la capacité du patient à suivre un régime alimentaire strict et à faire de l'exercice régulièrement.

- **Suppléments alimentaires**

Les suppléments alimentaires peuvent être utilisés en complément d'une alimentation saine et d'un programme d'exercice pour aider à la perte de poids. Ils sont disponibles sous forme de pilules, de gélules, de poudres, de boissons et peuvent contenir des ingrédients naturels tels que des herbes, des vitamines et des minéraux, ainsi que des substances chimiques synthétiques. Il est important de noter que les suppléments alimentaires ne sont pas considérés comme un moyen sûr et efficace de perdre du poids à long terme. De plus, certains suppléments peuvent entraîner des effets secondaires indésirables, tels que des maux d'estomac, des nausées, des maux de tête, de l'agitation et des troubles du sommeil. Il est donc important de parler à un médecin avant de prendre des suppléments alimentaires pour la perte de poids.

Les suppléments les plus couramment utilisés pour la perte de poids comprennent la caféine, la capsaïcine, le thé vert, la hoodia, la conjugaison linoléique acide (CLA), l'orlistat, la phaseolamine et les fibres solubles.

Chacun de ces suppléments peut aider à brûler les graisses, à supprimer l'appétit ou à augmenter le métabolisme, mais les preuves scientifiques de leur efficacité varient considérablement.

En conclusion, les suppléments alimentaires peuvent être une option pour aider à la perte de poids en combinaison avec une alimentation saine et un programme d'exercice. Cependant, il est important de consulter un médecin avant de prendre des suppléments et de ne pas les considérer comme une solution à long terme pour la perte de poids.

En conclusion, il existe de nombreuses approches différentes pour aider les personnes à atteindre leurs objectifs de perte de poids. Chaque approche a ses avantages et inconvénients et il est important de comprendre ces approches pour choisir celle qui conviendra le mieux à ses besoins personnels.

Importance de consulter un professionnel de santé avant de commencer un régime

Il est important de consulter un professionnel de santé avant de commencer un régime pour plusieurs raisons:

1. Évaluation de la santé: un professionnel de santé peut évaluer votre état de santé général et déterminer si vous êtes en bonne forme pour commencer un régime. Il peut également détecter des problèmes de santé sous-jacents qui pourraient rendre certaines méthodes de perte de poids inappropriées.
2. Plan de régime personnalisé: un professionnel de santé peut aider à créer un plan de régime personnalisé en fonction de vos objectifs de perte de poids, de votre mode de vie et de votre état de santé.
3. Suivi de la santé: un professionnel de santé peut vous aider à suivre votre progrès et à surveiller votre santé tout au long du processus de perte de poids.

4. Conseils nutritionnels: un professionnel de santé peut vous fournir des conseils nutritionnels pour vous aider à atteindre vos objectifs de perte de poids de manière saine et équilibrée.

5. Prévention des effets secondaires: certains régimes peuvent entraîner des effets secondaires indésirables, tels que la perte de muscle ou des troubles digestifs. Un professionnel de santé peut vous aider à prévenir ces effets secondaires en vous conseillant sur les méthodes de perte de poids les plus sûres.

En somme, consulter un professionnel de santé avant de commencer un régime peut aider à garantir un processus de perte de poids sain, efficace et soutenu. Il peut également vous aider à éviter les erreurs courantes qui peuvent compromettre vos résultats et votre santé à long terme.

Les différentes causes de l'obésité

L'obésité peut être causée par un certain nombre de facteurs, y compris les suivants :

- **Les facteurs génétiques**

Les facteurs génétiques jouent un rôle important dans la détermination du poids d'une personne. Plusieurs gènes peuvent influencer l'appétit, la métabolisation des aliments et l'utilisation de l'énergie. Certaines personnes peuvent être prédisposées à l'obésité en raison de mutations génétiques spécifiques qui les rendent plus sensibles à l'accumulation de graisse.
Par exemple, certains gènes peuvent augmenter la production de certaines hormones qui augmentent l'appétit et la sensibilité à l'insuline, ce qui peut entraîner un gain de poids.

D'autres gènes peuvent influencer le métabolisme des graisses et des sucres, ce qui peut entraîner une accumulation de graisse dans certaines régions du corps.

En outre, la génétique peut également influencer la préférence alimentaire, ce qui peut rendre certaines personnes plus susceptibles de manger des aliments riches en graisses et en sucres. Certaines études ont également montré que les antécédents familiaux d'obésité peuvent être associés à un risque accru d'obésité chez les descendants.

Cependant, il est important de noter que les facteurs génétiques ne sont qu'un élément parmi plusieurs qui contribuent à l'obésité. Les facteurs environnementaux tels que le mode de vie, l'alimentation et l'exercice physique sont également importants et peuvent être modifiés pour aider à prévenir ou à traiter l'obésité.

● Les habitudes alimentaires

Les habitudes alimentaires peuvent également jouer un rôle important dans le développement de l'obésité. Les facteurs suivants peuvent contribuer à une prise de poids excessive et à l'obésité :

1. Consommation excessive de calories: manger plus de calories que ce dont le corps a besoin pour fonctionner peut entraîner une prise de poids.
2. Alimentation riche en graisses et en sucre: une alimentation riche en graisses et en sucres simples peut causer une augmentation de la graisse corporelle.
3. Alimentation sédentaire: passer beaucoup de temps assis devant un ordinateur ou en regardant la télévision peut inciter à manger davantage et à faire moins d'exercice.
4. Manger rapidement: manger rapidement peut entraîner une surconsommation de calories car le corps n'a pas suffisamment de temps pour enregistrer la satiété.
5. Portions de nourriture excessives: les portions de nourriture plus grandes peuvent causer une surconsommation de calories.

6. Absence de petit-déjeuner: sauter le petit-déjeuner peut inciter à manger davantage plus tard dans la journée.
7. Stress et émotions: le stress et les émotions peuvent inciter à manger en excès.

- **La sédentarité**

La sédentarité est un autre facteur important de l'obésité. Cela se produit lorsqu'une personne est inactive et passe de longues périodes de temps assise ou allongée. La sédentarité peut contribuer à la prise de poids car elle réduit les niveaux d'activité physique, ce qui peut réduire le métabolisme et augmenter la quantité de calories consommées.

En plus de la réduction de l'activité physique, la sédentarité peut également augmenter les tentations alimentaires. Par exemple, lorsqu'une personne est assise devant un ordinateur ou une télévision pendant de longues périodes, elle peut être tentée de manger des aliments riches en calories pour compenser la lassitude et l'inactivité.

La sédentarité peut également entraîner une perte de masse musculaire, ce qui peut réduire le métabolisme et augmenter la prise de poids. De plus, la sédentarité peut également contribuer à la rétention d'eau et au gonflement, ce qui peut rendre plus difficile la perte de poids.

Pour prévenir l'obésité liée à la sédentarité, il est important de maintenir un niveau d'activité physique suffisant et de se lever régulièrement pour bouger et étirer les muscles. Les professionnels de la santé recommandent souvent d'intégrer une routine d'exercice régulière, telle que la marche, le jogging ou la natation, ainsi que des activités plus actives, comme le vélo ou la danse, pour aider à maintenir un poids santé et à prévenir l'obésité liée à la sédentarité.

● Les troubles métaboliques

Les troubles métaboliques peuvent également être une cause de l'obésité. Certains troubles hormonaux peuvent affecter la façon dont le corps gère les calories et la graisse. Par exemple, des troubles tels que le syndrome des ovaires polykystiques (SOPK) peuvent entraîner une résistance à l'insuline et une production excessive d'insuline, ce qui peut entraîner une accumulation de graisse corporelle. D'autres troubles métaboliques, tels que la maladie de Cushing et la maladie de Thyroïde peuvent également contribuer à l'obésité en modifiant les niveaux d'hormones dans le corps.

Des troubles du système nerveux peuvent également jouer un rôle dans l'obésité. Par exemple, des troubles tels que le trouble déficitaire de l'attention avec hyperactivité (TDAH) peuvent entraîner une alimentation impulsive et incontrôlée, ce qui peut contribuer à l'obésité.

Les troubles métaboliques peuvent nécessiter des médicaments pour contrôler les niveaux d'hormones dans le corps et aider à gérer les habitudes alimentaires. Les troubles du système nerveux peuvent nécessiter une thérapie comportementale pour aider à gérer les comportements alimentaires incontrôlés.

En travaillant avec un professionnel de la santé, il est possible de trouver une solution qui convient à chaque personne pour gérer l'obésité et atteindre un poids santé.

● Les facteurs psychologiques

Les facteurs psychologiques peuvent également jouer un rôle important dans l'obésité. Les troubles mentaux tels que la dépression, l'anxiété et le stress peuvent entraîner un comportement alimentaire compulsif ou incontrôlé. Les personnes souffrant de ces troubles peuvent manger pour se soulager ou pour faire face à leurs émotions, ce qui peut conduire à un surpoids ou à l'obésité.

De plus, certains troubles alimentaires, tels que la boulimie et l'hyperphagie boulimique, peuvent également contribuer à l'obésité. Dans ces troubles, les personnes ont une forte envie de manger, souvent en quantités excessives, qui peut conduire à un gain de poids significatif.

Les facteurs environnementaux peuvent également jouer un rôle dans les comportements alimentaires de certaines personnes. Par exemple, le manque de temps peut inciter les gens à manger des aliments pratiques et peu nutritifs, tandis que la disponibilité abondante d'aliments riches en calories peut rendre plus difficile le choix d'options plus saines.

Enfin, les croyances et attitudes envers le corps et l'alimentation peuvent également contribuer à l'obésité. Les personnes qui ont une image corporelle négative peuvent se tourner vers la nourriture pour se réconforter, tandis que celles qui ont une attitude laxiste envers l'alimentation peuvent ne pas prendre en compte les conséquences de leurs choix alimentaires sur leur poids.

Il est important de considérer les facteurs psychologiques dans le traitement de l'obésité, car ils peuvent être des obstacles importants à la perte de poids durable. Les thérapies comportementales, telles que la thérapie cognitivo-comportementale, peuvent aider les personnes à comprendre et à gérer leurs comportements alimentaires et à améliorer leur image corporelle.

● Les médicaments

Les médicaments peuvent également contribuer à l'obésité en perturbant le métabolisme et en augmentant l'appétit. Certains médicaments tels que les anticonvulsivants, les antidépresseurs, les stéroïdes, les médicaments pour le diabète et pour l'hypertension peuvent provoquer une prise de poids.

Le mécanisme impliqué dans la prise de poids varie selon le médicament en question. Par exemple, certains médicaments peuvent réguler les hormones de l'appétit, ce qui peut entraîner une augmentation de la faim et une consommation accrue de nourriture. D'autres peuvent affecter la capacité du corps à utiliser et à stocker les graisses, ce qui peut entraîner une accumulation de graisse corporelle.

Il est important de discuter avec un médecin avant de modifier ou d'arrêter un médicament qui peut contribuer à la prise de poids.
En conclusion, les médicaments peuvent jouer un rôle dans la survenue de l'obésité.

Les différents types de régimes

Il existe plusieurs types de régimes pour la perte de poids, dont les plus populaires sont :

1. Régime hypocalorique : Ce type de régime consiste à limiter les calories consommées par jour en comparant à son taux métabolique. Cela peut se faire en réduisant les portions, en choisissant des aliments plus faibles en calories ou en combinant les deux. L'objectif est de créer un déficit calorique, ce qui signifie que le corps brûle plus de calories qu'il n'en consomme. Le déficit calorique est la clé pour la perte de poids, mais il est important de ne pas trop limiter les calories car cela peut affecter la santé et le métabolisme.

2. Régime végétarien/végétalien : Ce type de régime exclut tous les produits d'origine animale, tels que la viande, les produits laitiers et les œufs. Les personnes qui suivent un régime végétalien se concentrent sur les légumes, les fruits, les légumineuses, les grains entiers et les aliments à base de plantes pour obtenir leurs nutriments. Ce type de régime peut aider à perdre du poids car il est généralement plus faible en calories et en graisses saturées par rapport aux régimes omnivores. Toutefois, il est important de planifier soigneusement ce type de régime pour s'assurer que tous les nutriments nécessaires sont consommés.

3. Régime pauvre en glucides : Ce type de régime se concentre sur la restriction des glucides simples, tels que le sucre et les aliments à base de farine blanche, pour encourager le corps à brûler les graisses plutôt que les glucides pour l'énergie. Les personnes qui suivent un régime pauvre en glucides augmentent généralement leur consommation de protéines et de graisses saines. Ce type de régime peut aider à perdre du poids rapidement, mais il peut aussi entraîner des effets secondaires tels que la fatigue et la mauvaise humeur.

4. Le jeûne intermittent : Ce type de régime consiste à alterner entre des périodes de jeûne et des périodes de nourriture. Les personnes peuvent choisir de jeûner pendant 12-16 heures par jour et de manger leurs calories restantes dans une fenêtre de 8-12 heures. L'objectif est de limiter l'apport calorique total pour encourager la perte de poids. Ce type de régime peut être utile pour certaines personnes, mais il peut également entraîner des effets secondaires tels que la fatigue et la faim.

5.   Régime méditerranéen : Ce type de régime se concentre sur la consommation d'aliments tels que les fruits, les légumes, les grains entiers, les légumineuses, les noix, les huiles d'olive et les poissons gras. Ce type de régime limité en graisses saturées et en sucre ajouté, ce qui peut aider à perdre du poids et à améliorer la santé cardiovasculaire. Le régime méditerranéen encourage également une consommation modérée d'alcool, ce qui peut aider à contrôler le poids en modérant les habitudes alimentaires.

6.   Régime dissocié : Ce type de régime consiste à séparer les différents types d'aliments pendant les repas, ce qui signifie qu'il ne faut pas mélanger des aliments riches en protéines avec des aliments riches en glucides pendant le même repas. L'objectif est d'encourager une digestion plus efficace et une meilleure utilisation des nutriments, ce qui peut aider à la perte de poids. Ce type de régime peut être difficile à suivre sur le long terme et peut entraîner une restriction alimentaire excessive.

Il est important de noter que la perte de poids peut varier en fonction de nombreux facteurs, tels que le niveau d'activité physique, la génétique et les habitudes alimentaires.

Les avantages et les inconvénients de chaque approche

Nous allons désormais voir les avantages et inconvénients de chaque approche.

Avantages du régime hypocalorique :
1. Perte de poids : En limitant les calories que vous consommez, vous pouvez réduire la quantité de calories que vous dépensez, ce qui peut entraîner une perte de poids.
2. Amélioration de la santé : En consommant une alimentation plus saine et plus équilibrée, vous pouvez améliorer votre santé globale, notamment en réduisant les risques de maladies chroniques telles que le diabète et les maladies cardiaques.
3. Aide à développer de meilleures habitudes alimentaires : En limitant les portions et en choisissant des aliments plus sains, vous pouvez apprendre à manger de manière plus consciente et développer de meilleures habitudes alimentaires à long terme.

Inconvénients du régime hypocalorique :

1. Restriction alimentaire : Limiter les calories peut entraîner une restriction alimentaire excessive et peut être difficile à suivre sur le long terme.
2. Fatigue et faible énergie : En limitant les calories, vous pouvez vous sentir plus fatigué et avoir moins d'énergie, ce qui peut rendre difficile la participation à des activités quotidiennes et sportives.
3. Risque de carences nutritionnelles : En limitant les calories, vous pouvez également limiter la consommation de nutriments importants, ce qui peut entraîner des carences nutritionnelles à long terme.
4. Frustration et échec : En suivant un régime restrictif, vous pouvez vous sentir frustré si les résultats ne sont pas rapides ou si vous êtes tenté de céder à des aliments interdits, ce qui peut entraîner un sentiment d'échec.

Avantages du régime végétarien/végétalien :

1. Amélioration de la santé : Les régimes végétariens et végétaliens peuvent entraîner une meilleure santé, car ils sont riches en légumes, fruits, céréales, noix et graines, qui sont des aliments riches en nutriments importants.

2. Réduction du risque de maladies chroniques : Les régimes végétariens et végétaliens peuvent réduire le risque de maladies chroniques telles que le diabète, les maladies cardiaques et certains types de cancer.

3. Poids santé : Les régimes végétariens et végétaliens peuvent aider à maintenir un poids santé, car ils sont plus riches en fibres et moins riches en graisses saturées et en sucres ajoutés.

4. Meilleure protection de l'environnement : Les régimes végétariens et végétaliens peuvent être plus écologiques, car la production de viande peut avoir un impact négatif sur l'environnement.

Inconvénients du régime végétarien/végétalien :

1. Carences nutritionnelles : Les régimes végétariens et végétaliens peuvent entraîner des carences en certaines protéines, vitamines et minéraux, tels que la vitamine B12, la fer, le zinc et l'acide folique.

2. Plus difficile à suivre : Les régimes végétariens et végétaliens peuvent être difficiles à suivre, surtout dans les sociétés où la viande est largement consommée.

3. Difficulté à trouver des aliments adaptés : Il peut être difficile de trouver des aliments adaptés dans certains endroits et de planifier des repas équilibrés.

4. Peut être plus coûteux : Les aliments végétariens et végétaliens peuvent être plus coûts que les aliments d'origine animale, ce qui peut être un inconvénient pour certaines personnes.

Avantages du régime pauvre en glucides :

1. Perte de poids rapide : Les régimes pauvres en glucides peuvent entraîner une perte de poids rapide, car ils réduisent les apports en glucides et augmentent les apports en graisses.

2. Contrôle de la glycémie : Les régimes pauvres en glucides peuvent aider à contrôler les niveaux de sucre dans le sang chez les personnes atteintes de diabète de type 2.

3. Amélioration de la satiété : Les régimes pauvres en glucides peuvent améliorer la satiété en réduisant les fluctuations de la glycémie et en favorisant la production d'hormones telles que la leptine, qui contrôlent la faim.

4. Meilleure santé cardiaque : Les régimes pauvres en glucides peuvent améliorer la santé cardiaque en réduisant les niveaux de mauvais cholestérol et en augmentant les niveaux de bon cholestérol.

Inconvénients du régime pauvre en glucides :

1. Effet yo-yo : Certaines personnes peuvent connaître un effet yo-yo en retournant à leurs anciennes habitudes alimentaires après avoir terminé le régime, ce qui peut entraîner une reprise de poids.

2. Symptômes de sevrage : Au début d'un régime pauvre en glucides, certaines personnes peuvent ressentir des symptômes de sevrage tels que la fatigue, les maux de tête, la constipation et la grondeur.

3. Carences nutritionnelles : Les régimes pauvres en glucides peuvent entraîner des carences en certains nutriments tels que les fibres, les vitamines et les minéraux.

4. Peut être difficile à suivre à long terme : Les régimes pauvres en glucides peuvent être difficiles à suivre à long terme en raison de restrictions alimentaires strictes et d'une variété limitée d'aliments permis.

Avantages du jeûne intermittent :

1. Perte de poids : Le jeûne intermittent peut entraîner une perte de poids en limitant la période de consommation de nourriture et en réduisant la quantité totale de calories consommées.

2. Amélioration de la santé cardiaque : Le jeûne intermittent peut améliorer la santé cardiaque en réduisant les niveaux de mauvais cholestérol, la pression artérielle et les niveaux d'inflammation.

3. Meilleure résistance à l'insuline : Le jeûne intermittent peut aider à améliorer la résistance à l'insuline et à contrôler les niveaux de sucre dans le sang chez les personnes atteintes de diabète de type 2.

4. Augmentation de l'efficacité de la mitochondrie : Le jeûne intermittent peut augmenter l'efficacité de la mitochondrie, ce qui peut aider à améliorer la santé globale et à ralentir le processus de vieillissement.

Inconvénients du jeûne intermittent :

1. Difficile à suivre : Le jeûne intermittent peut être difficile à suivre pour certaines personnes, surtout si elles sont habituées à manger régulièrement.

2. Épuisement énergétique : Certaines personnes peuvent ressentir de la fatigue et de la baisse d'énergie pendant les périodes de jeûne.

3. Diminution de la performance physique : Le jeûne intermittent peut entraîner une baisse temporaire de la performance physique pendant les périodes de jeûne.

4. Peut être dangereux pour certains groupes : Le jeûne intermittent peut être dangereux pour certaines personnes, notamment les femmes enceintes et allaitantes, les personnes souffrant de troubles de l'alimentation, les personnes souffrant de maladies chroniques et les personnes prenant des médicaments qui nécessitent un apport alimentaire régulier.

Avantages du régime méditerranéen :

1. Perte de poids : Le régime méditerranéen peut aider à perdre du poids en encourageant la consommation de fruits, légumes, grains entiers, noix et légumineuses, et en limitant la consommation de viande rouge et de graisses saturées.

2. Amélioration de la santé cardiaque : Le régime méditerranéen peut améliorer la santé cardiaque en réduisant les niveaux de mauvais cholestérol et en augmentant les niveaux de bon cholestérol.

3. Prévention des maladies chroniques : Le régime méditerranéen peut aider à prévenir les maladies chroniques, telles que les maladies cardiaques, le diabète et certains types de cancer, en encourageant la consommation de aliments sains et en limitant la consommation de aliments malsains.

4. Amélioration de la santé mentale : Le régime méditerranéen peut améliorer la santé mentale en encourageant la consommation de fruits de mer, de noix et de graines, qui sont des sources de protéines et de graisses saines.

Inconvénients du régime méditerranéen :

1. Peut être coûteux : Le régime méditerranéen peut être coûteux car il encourage la consommation de fruits de mer, d'huiles d'olive de qualité supérieure et de produits frais de saison.

2. Peut être difficile à suivre : Certaines personnes peuvent trouver difficile de suivre le régime méditerranéen en raison de la nécessité de changer leurs habitudes alimentaires et de cuisiner des aliments sains.

3. Peut être limitant : Le régime méditerranéen peut être limitant pour les personnes qui aiment la viande rouge et les aliments gras et salés, car il limite ces types d'aliments.

4. Peut être peu varié : Certaines personnes peuvent trouver le régime méditerranéen peu varié en raison de la limitation des aliments malsains et de l'accent mis sur la consommation de fruits, légumes et produits de la mer.

Avantages du régime dissocié :

1. Perte de poids : Le régime dissocié peut entraîner une perte de poids en limitant la consommation de certaines catégories d'aliments en même temps.

2. Stimulation du métabolisme : En limitant la consommation d'aliments à certaines périodes de la journée, le régime dissocié peut stimuler le métabolisme et aider à brûler des calories plus rapidement.

3. Simplicité : Le régime dissocié peut être facile à suivre pour certaines personnes car il implique de séparer les aliments en groupes et de les consommer à des moments précis.

Inconvénients du régime dissocié :

1. Peut ne pas être équilibré : Le régime dissocié peut manquer de certaines catégories d'aliments et entraîner une carence en nutriments importants.

2. Peut être difficile à suivre sur le long terme : Le régime dissocié peut être difficile à suivre sur le long terme en raison de la limitation des aliments et des restrictions imposées.

3.	Peut entraîner des carences en nutriments :
	En limitant la consommation de certains
	aliments, le régime dissocié peut entraîner
	des carences en nutriments importants tels
	que les protéines, les graisses et les
	glucides.
4.	Peut entraîner une frustration : Certaines
	personnes peuvent se sentir frustrées par les
	restrictions alimentaires imposées par le
	régime dissocié.

Il est important de suivre un régime alimentaire
équilibré pour obtenir tous les nutriments dont
vous avez besoin.

Les risques pour la santé liés à un poids excessif

L'obésité est considérée comme une menace majeure pour la santé globale et peut entraîner de nombreux problèmes de santé graves, tels que :

1. Maladies cardiovasculaires : L'excès de poids peut augmenter le risque de maladies cardiaques en raison de la perturbation des niveaux de lipides dans le sang, tels que le cholestérol et les triglycérides. Cela peut également augmenter le risque d'hypertension artérielle, qui peut endommager les artères et augmenter le risque de maladies cardiaques et d'accidents vasculaires cérébraux.

2.   Diabète de type 2 : L'excès de graisse corporelle peut rendre plus difficile pour le corps de contrôler les niveaux de sucre dans le sang, ce qui peut entraîner un diabète de type 2. Les personnes atteintes de diabète de type 2 sont plus à risque de développer d'autres problèmes de santé, tels que des lésions nerveuses, des maladies cardiaques et des troubles de la vue.

3.   Cancer : Certaines formes de cancer, telles que le cancer du sein, de l'endomètre, de l'œsophage et du foie, sont plus fréquentes chez les personnes obèses. L'excès de graisse corporelle peut également affecter les niveaux d'hormones dans le corps et augmenter le risque de cancer.

4.   Arthrose : L'excès de poids peut exercer une pression supplémentaire sur les articulations, ce qui peut entraîner des douleurs et une perte de mobilité. Cela peut également augmenter le risque de développer une arthrose précoce.

5. Trouble du sommeil : L'obésité peut entraîner des problèmes de respiration pendant le sommeil, tels que l'apnée du sommeil, ce qui peut affecter la qualité du sommeil et la santé globale. Les personnes souffrant d'apnée du sommeil peuvent éprouver de la somnolence diurne, une diminution de la concentration et une augmentation du risque d'accidents de la route.

6. Maladies de la peau : L'excès de poids peut causer des problèmes de peau tels que des plis cutanés qui peuvent s'infecter et causer des douleurs. Les plis cutanés peuvent également causer de l'irritation et de l'inconfort, ainsi que des infections fongiques et bactériennes.

En plus de ces problèmes de santé graves, l'obésité peut également affecter la qualité de vie en général et peut causer de la dépression, de l'anxiété et des problèmes sociaux et professionnels. Les personnes obèses peuvent faire face à des stéréotypes négatifs et à de la discrimination, ce qui peut affecter leur estime de soi et leur bien-être émotionnel. De plus, l'obésité peut rendre difficiles les activités quotidiennes telles que la marche, le sport et les travaux ménagers, ce qui peut réduire la qualité de vie.

En résumé, un excès de poids peut causer de nombreux problèmes de santé graves, tels que des maladies cardiovasculaires, un diabète de type 2, des cancers, de l'arthrose, des troubles du sommeil, des maladies de la peau et d'autres problèmes de santé.

Il peut également affecter la qualité de vie en général et causer des problèmes émotionnels et sociaux. Il est donc important de maintenir un poids santé pour prévenir ces problèmes de santé.

Les bases d'une alimentation saine

Une alimentation saine et équilibrée doit inclure une variété d'aliments provenant de différents groupes alimentaires pour fournir un apport adéquat en nutriments et en énergie. Les bases d'une alimentation saine et équilibrée sont les suivantes:

1. Fruits et légumes: ils fournissent une source importante de vitamines, de minéraux et de fibres alimentaires. Il est recommandé de manger au moins 5 portions de fruits et légumes par jour.

2. Céréales complètes: ils fournissent des carbohydrates, des fibres et des nutriments importants. Les céréales complètes peuvent inclure du pain, du riz brun et des pâtes.

3. Protéines: ils sont importants pour la croissance et la réparation des cellules. Les sources de protéines peuvent inclure la viande, le poisson, les noix, les graines et les légumineuses.

4. Lait et produits laitiers: ils fournissent une source importante de calcium et de protéines. Les options peuvent inclure du lait, du yogourt et du fromage.

5. Graisses saines: les graisses sont nécessaires pour une santé globale, mais il est important de choisir des sources saines telles que l'huile d'olive, les avocats et les noix.

Il est également important de limiter la consommation d'aliments riches en graisses saturées, en sucre et en sel. Il est préférable de choisir des options plus saines telles que les fruits, les légumes et les céréales complètes plutôt que des collations riches en calories et peu nutritives.

En résumé, pour une alimentation saine et équilibrée, il faut inclure une variété d'aliments provenant de différents groupes alimentaires tout en limitant les aliments riches en graisses saturées, en sucre et en sel.

Les groupes d'aliments à privilégier et à éviter

Pour perdre du poids, il est important de faire des choix alimentaires conscients et de privilégier certains groupes alimentaires tout en limitant ou en évitant d'autres.

1.   Groupes d'aliments à privilégier:

2.   a. Fruits et légumes: ils sont riches en nutriments et en fibres et ont un faible apport calorique. Il est recommandé de remplacer les aliments riches en calories par des fruits et des légumes.

3.   b. Protéines maigres: les protéines aident à maintenir la masse musculaire maigre et à contrôler la faim. Les sources de protéines maigres comprennent la viande blanche, le poisson, les légumineuses et les produits laitiers faibles en gras.

4.   c. Céréales complètes: les céréales complètes sont riches en fibres et en nutriments importants tout en ayant un apport calorique plus faible que les céréales raffinées.

5.   Groupes d'aliments à éviter ou à limiter:

6.   a. Aliments riches en graisses saturées et en sucre: les aliments riches en graisses saturées et en sucre, tels que les bonbons, les biscuits, les boissons sucrées et la viande rouge, peuvent causer une prise de poids et des problèmes de santé à long terme.

7.   b. Aliments transformés: les aliments transformés peuvent être riches en sucre, en graisses saturées et en sel et ont un apport calorique élevé. Il est préférable de choisir des aliments plus naturels tels que les fruits, les légumes et les protéines maigres.

En résumé, pour perdre du poids, il est important de privilégier les fruits et légumes, les protéines maigres et les céréales complètes, tout en limitant ou en évitant les aliments riches en graisses saturées et en sucre et les aliments transformés. Il est également important de surveiller les portions et de pratiquer une activité physique régulière.

20 recettes saines et faciles à préparer

Voici 20 idées de recettes de cuisine saines et faciles à préparer:

1. Salade de quinoa et de légumes grillés: faire griller des légumes tels que des courgettes, des poivrons et des aubergines, puis les mélanger avec du quinoa cuit pour faire une salade.
2. Soupe de poulet et de légumes: faire cuire du poulet avec des légumes tels que des carottes, des oignons et des poireaux, puis mixer pour faire une soupe.
3. Steak de tofu grillé et légumes verts: faire griller du tofu et des légumes verts tels que des brocolis et des asperges pour faire un repas sain et facile.
4. Poulet grillé et riz brun: faire griller du poulet et servir avec du riz brun pour un repas équilibré.
5. Chili con carne à base de haricots: faire cuire des haricots rouges avec des légumes et des épices pour faire un chili sain et délicieux.

6. Pâtes à la sauce tomate et aux épinards: faire cuire des pâtes et les mélanger avec une sauce tomate maison et des épinards pour faire un repas rapide et facile.

7. Ragoût de boeuf et de légumes: faire cuire du boeuf avec des légumes tels que des carottes, des poireaux et des navets pour faire un ragoût sain et délicieux.

8. Risotto aux légumes: faire cuire des légumes tels que des champignons, des épinards et des poivrons avec du riz pour faire un risotto sain et délicieux.

9. Soupe aux légumes et aux lentilles: faire cuire des légumes tels que des carottes, des oignons et des poireaux avec des lentilles pour faire une soupe nourrissante.

10. Salade de thon et de légumes: mélanger du thon en conserve avec des légumes verts et des légumes de saison pour faire une salade rapide et facile.

11. Poulet rôti et légumes: faire rôtir du poulet et le servir avec des légumes grillés tels que des courgettes, des brocolis et des carottes pour un repas équilibré.

12. Oeufs brouillés aux épinards et aux champignons: faire revenir les épinards et les champignons dans une poêle, puis y ajouter des oeufs battus pour faire des oeufs brouillés sains et nourrissants.

13. Steak de saumon grillé et légumes verts: faire griller du saumon et le servir avec des légumes verts tels que des brocolis et des asperges pour un repas sain et facile.

14. Wraps de poulet grillé et de légumes: faire griller du poulet et le mélanger avec des légumes tels que des tomates, des concombres et des épinards pour faire des wraps sains et faciles à préparer.

15. Gratin de courgettes et de dindes: faire cuire de la dinde et des courgettes dans un mélange de fromage et de crème pour un gratin sain et facile à préparer.

16. Frittata aux légumes: faire revenir des légumes tels que des épinards, des champignons et des tomates dans une poêle, puis les mélanger avec des oeufs battus pour faire une frittata saine et nourrissante.

17. Tacos végétariens: remplir des tacos de tofu ou steak végétal et des légumes tels que des poivrons, des oignons et des tomates cerises pour un repas sain et facile.

18. Smoothie aux fruits et aux légumes: mélanger des fruits tels que des bananes, des fraises et des épinards pour faire un smoothie sain et nourrissant.

19. Soupe de poisson et de légumes: faire bouillir du poisson et des légumes tels que des carottes, des pommes de terre et des oignons pour une soupe saine et nourrissante.

20. Quiche aux légumes: faire cuire une quiche avec des légumes tels que des épinards, des champignons et des oignons pour un repas sain et nourrissant.

Comment gérer les situations difficiles (sorties, événements, etc)

Gérer les situations difficiles pour la perte de poids peut nécessiter une planification et une préparation attentive, mais cela peut être accompli avec succès en suivant les astuces suivantes :

1. Planification alimentaire à l'avance: avant de vous rendre à une sortie ou un événement, planifiez vos repas et vos collations pour éviter les tentations. Vous pouvez également vous assurer de manger suffisamment tout au long de la journée pour éviter de manger excessivement lors de l'événement.

2. Choix de nourriture saine: lorsque vous êtes à un événement, optez pour des aliments sains tels que des légumes, des fruits, des protéines maigres et des grains entiers. Évitez les aliments gras, frits et riches en sucre.

3. Limitation de la consommation de boissons sucrées et alcoolisées: l'alcool et les boissons sucrées peuvent contenir de grandes quantités de calories vides qui peuvent affecter votre perte de poids. Limitez votre consommation de ces boissons et optez pour de l'eau ou des boissons non sucrées.

4. Contrôle des portions: lorsque vous êtes à un événement, portez attention à la taille de vos portions pour éviter de manger excessivement. Vous pouvez utiliser des techniques telles que la mise en place d'une petite portion sur votre assiette plutôt que de vous resservir.

5. Modération: il est important de ne pas s'abstenir complètement de manger des aliments que vous aimez, mais plutôt de les consommer avec modération. Par exemple, vous pouvez prendre une petite portion de dessert plutôt que de manger une grande portion.

6. Activité physique: trouvez des moyens de bouger pendant les événements, tels que marcher ou danser, pour brûler des calories. Vous pouvez également planifier une séance d'entraînement avant ou après l'événement pour compenser les excès alimentaires.

7. Hydratation: boire de l'eau peut vous aider à vous sentir rassasié et à éviter de manger excessivement. Vous pouvez également éviter les boissons sucrées et alcoolisées qui peuvent vous faire sentir déshydraté.

8. Attitude positive: il est important de ne pas être trop dur envers soi-même lorsqu'on mange plus que d'habitude. Le lendemain, retournez à vos habitudes alimentaires saines et ne vous lamentez pas sur un écart alimentaire occasionnel.

Les différents types d'exercices

Il existe plusieurs types d'exercices physiques qui peuvent aider à perdre du poids. Les voici :

1. Cardio: Le cardio est un excellent moyen de brûler des calories et de perdre du poids. Les activités cardio peuvent inclure la course, la marche rapide, la natation, le vélo, le rameur, etc. Il est important de choisir une activité qui vous plaît pour vous assurer de la poursuivre régulièrement. Vous pouvez commencer avec 30 minutes d'exercice cardio par jour et augmenter progressivement la durée à mesure que vous vous sentez plus en forme.

2. Entraînement en circuit: Les entraînements en circuit combinent des mouvements cardio et de musculation pour augmenter la fréquence cardiaque et brûler des calories. Les circuits peuvent être effectués en utilisant un mélange d'exercices de poids libre et de mouvements de cardio pour maximiser les résultats. Les entraînements en circuit sont souvent courts et intenses, vous permettant de brûler des calories en un minimum de temps.

3. Résistance: Le renforcement musculaire est important pour construire de la masse musculaire et aider à brûler des calories. Les poids libres, les machines et les bandes de résistance peuvent être utilisés pour renforcer les muscles. Il est important de commencer avec des charges légères pour éviter les blessures et de progresser lentement en augmentant la charge au fil du temps.

4. Entraînement de HIIT: L'entraînement en intervalle d'intensité élevée (HIIT) est un moyen efficace de brûler des calories en peu de temps. Il se compose de courtes périodes d'exercice intense alternées avec des périodes de récupération. Les exercices de HIIT peuvent inclure des sprints, des jumping jacks, des squats, des fentes, etc. Les entraînements de HIIT sont souvent courts et intenses, ce qui les rend un choix populaire pour les personnes qui cherchent à perdre du poids.

5. Yoga et Pilates: Le yoga et le Pilates sont des formes d'exercice doux qui peuvent aider à renforcer les muscles et à améliorer la flexibilité. Les mouvements lents et contrôlés aident à brûler des calories et à développer de la force musculaire en même temps. Le yoga et le Pilates peuvent également être un moyen utile de gérer le stress, ce qui peut aider à réduire les compulsions alimentaires et les fringales.

En général, il est important de faire des exercices régulièrement et de varier les activités pour éviter la monotonie et optimiser les résultats.

Les avantages de l'exercice physique pour la perte de poids

L'exercice physique est un élément clé de tout programme de perte de poids sain et équilibré. Les avantages de l'exercice physique pour la perte de poids incluent :

1. Brûler des calories : L'exercice physique peut aider à brûler des calories supplémentaires, ce qui peut aider à réduire l'excès de graisse corporelle.
2. Augmenter le métabolisme : L'exercice peut augmenter le métabolisme, ce qui signifie que vous brûlez des calories plus rapidement, même lorsque vous êtes en repos.
3. Renforcer les muscles : L'entraînement de force peut renforcer les muscles, ce qui peut aider à augmenter le taux de métabolisme et à brûler des calories plus rapidement.
4. Améliorer la santé cardiovasculaire : L'exercice régulier peut renforcer le cœur et les vaisseaux sanguins, ce qui peut aider à prévenir les maladies cardiovasculaires.

5.   Réduire le stress : L'exercice peut réduire le stress et l'anxiété, ce qui peut aider à prévenir la prise de poids causée par le stress.

6.   Améliorer l'humeur : L'exercice peut améliorer l'humeur et la motivation, ce qui peut aider à maintenir un mode de vie sain et actif.

Comment intégrer l'exercice physique dans son quotidien

Intégrer l'exercice physique dans votre quotidien peut être facile si vous planifiez à l'avance et adoptez une approche créative. Voici quelques étapes à suivre pour intégrer l'exercice physique dans votre routine quotidienne :

1. Établir des objectifs réalisables : Établissez des objectifs réalisables en matière d'exercice, tels que marcher 30 minutes par jour ou participer à une séance d'entraînement de force deux fois par semaine.

2. Planifiez à l'avance : Planifiez vos séances d'entraînement à l'avance et incluez-les dans votre agenda comme des rendez-vous importants.

3. Soyez créatif : Il n'est pas nécessaire de se rendre dans une salle de gym pour obtenir de l'exercice. Essayez de nouvelles activités, comme le vélo, la natation, la danse ou les sports d'équipe.

4. Faites-en une activité sociale : Invitez un ami ou un membre de votre famille à vous rejoindre pour une séance d'entraînement ou une marche rapide.

5. Utilisez les pauses : Si vous êtes occupé au travail, utilisez vos pauses pour marcher, faire des étirements ou des exercices simples à votre bureau.

6. Faites de l'exercice à la maison : Il existe de nombreuses ressources en ligne pour les séances d'entraînement à la maison, notamment des vidéos d'entraînement gratuites.

7. Soyez flexible : Il est important de rester flexible et de ne pas se laisser décourager par les obstacles. Si vous ratez une séance d'entraînement, ne vous inquiétez pas, reprenez simplement là où vous en étiez lors de votre prochaine séance.

Il est important de trouver un mode d'exercice qui vous plaît et qui est facile à intégrer dans votre routine quotidienne pour maintenir une adhérence à long terme.

20 séances d'entraînement adaptées à tous les niveaux

Voici 20 séances d'entraînement pour perdre du poids qui peuvent être adaptées à tous les niveaux :

1. Marche rapide de 30 minutes
2. Jogging de 20 minutes
3. Escaliers de 20 minutes
4. Yoga de 30 minutes
5. Natation de 20 minutes
6. Danse de 30 minutes
7. Vélo d'appartement de 30 minutes
8. Boxe de 20 minutes
9. Rameur de 20 minutes
10. Musculation à la maison de 30 minutes
11. Saut à la corde de 20 minutes
12. Pilates de 30 minutes
13. CrossFit de 20 minutes
14. Poids de corps de 30 minutes
15. Cours de Zumba de 30 minutes
16. Combat de 30 minutes
17. Twisting de 20 minutes
18. Étirement de 20 minutes
19. Course de 30 minutes
20. HIIT de 20 minutes

Ces séances d'entraînement sont destinées à donner des idées pour démarrer une routine d'exercice régulière pour la perte de poids. Il est important de varier les types d'exercice pour éviter la monotonie et de progresser à son propre rythme pour atteindre ses objectifs de perte de poids en toute sécurité.

Comment gérer les émotions et les rechutes

Voici comment gérer les émotions et les rechutes pour la perte de poids :

1. Reconnaissez vos déclencheurs d'émotions négatives (stress, anxiété, colère, tristesse, etc.)
2. Pratiquez la respiration profonde, la méditation ou la visualisation pour gérer les émotions
3. Évitez les régimes restrictifs et choisissez plutôt une alimentation saine et équilibrée
4. Tenez un journal alimentaire pour suivre vos habitudes alimentaires
5. Planifiez des activités agréables pour remplacer les comportements alimentaires non sains
6. Cherchez un soutien social, que ce soit un ami, un membre de la famille ou un groupe de soutien pour la perte de poids

7. Gardez à l'esprit vos objectifs à long terme et rappelez-vous pourquoi vous voulez perdre du poids
8. Soyez patient et indulgent envers vous-même et n'abandonnez pas après une rechute
9. Utilisez l'exercice comme moyen de gérer les émotions et de libérer le stress
10. Consultez un thérapeute ou un conseiller si vous avez des difficultés à gérer les émotions ou à contrôler les comportements alimentaires.

Il est important de se rappeler que la perte de poids est un processus à long terme et qu'il peut y avoir des hauts et des bas. Il est important de se donner la permission de faire des erreurs et de continuer à avancer, même après une rechute.

L'objectif est de créer de nouvelles habitudes durables qui conduiront à un mode de vie sain et équilibré à long terme.

Comment maintenir sa motivation

Voici des stratégies pour maintenir la motivation pour la perte de poids :

1. Fixer des objectifs réalisables et mesurables.
2. Établir un plan d'action concret.
3. Trouver un soutien dans un ami, un membre de la famille ou un groupe de soutien en ligne.
4. Faire de l'exercice régulièrement pour maintenir une bonne santé physique et mentale.
5. Mettre en place une alimentation équilibrée et saine.
6. Faire un suivi régulier de son poids et de ses progrès.
7. Se féliciter pour les petits et grands accomplissements.
8. S'entourer d'aliments sains et de personnes positives.
9. Éviter les triggers déclencheurs de mauvaises habitudes alimentaires.

10. Être indulgent envers soi-même et ne pas se décourager pour les rechutes occasionnelles.

11. Découvrir de nouveaux sports et activités physiques pour renouveler l'intérêt.

12. Se fixer des récompenses pour les accomplissements importants.

13. Se rappeler les raisons qui ont motivé la décision de perdre du poids.

14. Demander de l'aide si nécessaire, notamment à un nutritionniste ou à un thérapeute.

15. Éviter les comparaisons avec les autres et se concentrer sur son propre chemin.

16. Ne pas se mettre sous pression pour atteindre ses objectifs rapidement.

17. Prendre soin de soi, y compris le repos, la détente et la méditation.

18. Ne pas se décourager et persévérer.

19. Faire preuve d'une attitude positive et se concentrer sur les aspects positifs de la perte de poids.

20. Être conscient que la perte de poids est un processus à long terme et qu'il est important de prendre soin de soi à chaque étape du chemin.

Les erreurs à éviter

Voici les erreurs à éviter pour perdre du poids :

1. Faire un régime trop strict : Les régimes extrêmes limitent les calories ou certains groupes d'aliments, ce qui peut entraîner une perte rapide de poids mais également une reprise de poids à long terme.

2. Sauter des repas : Sauter des repas peut entraîner une frustration et une faim excessive, ce qui peut vous amener à manger plus plus tard dans la journée.

3. Consommer des boissons sucrées : Les boissons sucrées peuvent contenir jusqu'à plusieurs centaines de calories vides qui peuvent perturber votre plan alimentaire.

4. Manger trop vite : Manger trop vite peut entraîner une consommation excessive de nourriture, ce qui peut affecter la perte de poids.

5. Ne pas faire assez d'exercice : L'exercice est un élément clé pour une perte de poids durable. En ne faisant pas suffisamment d'exercice, vous risquez de ne pas brûler suffisamment de calories pour favoriser la perte de poids.

6. Se concentrer uniquement sur la balance :
Se concentrer uniquement sur le poids peut
entraîner une obsession pour la perte de
poids, ce qui peut mener à des
comportements alimentaires non sains.

7. S'entraîner trop : S'entraîner excessivement
peut entraîner une fatigue excessive et une
réduction des niveaux d'énergie, ce qui peut
rendre difficile le maintien d'un mode de vie
actif.

8. Ne pas avoir de plan de secours pour les
situations difficiles : Les situations difficiles
peuvent vous amener à abandonner votre
plan alimentaire et votre programme
d'exercice. Il est donc important d'avoir un
plan de secours pour faire face à ces
situations.

9. Se comparer aux autres : Se comparer aux
autres peut entraîner une frustration et un
manque de motivation, ce qui peut affecter
la perte de poids.

10. Se fixer des objectifs irréalisables : Se fixer
des objectifs irréalisables peut entraîner un
découragement et un manque de
motivation, ce qui peut rendre difficile la
perte de poids à long terme.

Comment surmonter les obstacles

Pour surmonter les obstacles dans la perte de poids, voici quelques conseils qui peuvent aider :

1. Se fixer des objectifs réalisables et mesurables : définir des objectifs précis, réalisables et mesurables peut aider à garder la motivation et à surmonter les obstacles.

2. Planifier à l'avance : planifier les repas, les activités physiques et les moments de détente peut aider à éviter les situations de stress qui peuvent mener à la rechute.

3. Trouver un soutien : partager ses objectifs et ses défis avec des amis, la famille ou un groupe de soutien peut aider à rester motivé et sur la bonne voie.

4. Prévoir les tentations : reconnaître les situations qui peuvent être difficiles et prévoir comment les gérer peut aider à éviter les rechutes.

5. Se concentrer sur les gains à long terme : se rappeler les bénéfices pour la santé et le bien-être à long terme peut aider à maintenir la motivation en cas de défis.

6. Se pardonner les erreurs : ne pas se juger pour les rechutes peut aider à rester motivé et à continuer sur la bonne voie.

7. Varier les activités physiques : en pratiquant différents types d'exercices physiques, on peut éviter la monotonie et maintenir la motivation.

8. Fêter les réalisations : célébrer les petits et les grands succès peut aider à renforcer la confiance en soi et à maintenir la motivation.

9. Adopter une attitude positive : se concentrer sur les progrès réalisés plutôt que sur les obstacles peut aider à surmonter les défis et à rester motivé.

En résumé, surmonter les obstacles dans la perte de poids nécessite une planification et une préparation à l'avance, un soutien adéquat, la reconnaissance et la célébration des réalisations, et une attitude positive.

Une histoire inspirante de Sarah qui a réussi à perdre du poids

Voici une histoire inspirante d'une personne qui a réussi à perdre du poids :

Nous appelons cette personne Sarah. Sarah pesait 120 kilos et se sentait mal dans son corps et son esprit.

Elle a décidé de prendre sa santé en main et de perdre du poids. Sarah a commencé par changer son alimentation en adoptant une alimentation équilibrée et en mangeant moins de calories.

Elle a également commencé à faire de l'exercice tous les jours, en commençant par des promenades courtes et en augmentant progressivement l'intensité de son entraînement.

Au fil du temps, Sarah a commencé à voir des résultats significatifs.

Son corps a commencé à changer, et elle a perdu plusieurs kilos.

Cependant, il y a eu des moments où Sarah a perdu sa motivation et a été tentée de tout abandonner. Elle a alors réalisé que pour réussir, elle devait apprendre à gérer ses émotions et à surmonter les obstacles.

Sarah a continué à se concentrer sur ses objectifs et à suivre un mode de vie sain, et au bout de 18 mois, elle avait perdu 50 kilos. Elle était plus en forme, plus heureuse et plus confiante que jamais.
Elle a également commencé à partager son histoire et à inspirer d'autres personnes à prendre leur santé en main.

Sarah a réussi à perdre du poids en adoptant un mode de vie sain et en maintenant sa motivation. Elle a réussi à surmonter les obstacles et à gérer ses émotions pour atteindre son objectif.

Son histoire montre que la persévérance peut mener à la réussite, peu importe combien de temps cela prend.

Les conseils de Sarah

Comme mentionné dans l'histoire, Sarah a suivi les étapes suivantes pour perdre du poids:

- Elle a travaillé sur ses habitudes alimentaires en mangeant une alimentation équilibrée et en surveillant les portions.
- Elle a commencé à faire de l'exercice régulièrement en choisissant des activités qui lui plaisaient.
- Elle a géré ses émotions en trouvant des moyens de gérer le stress sans recourir à la nourriture.
- Elle a maintenu sa motivation en se fixant des objectifs réalisables et en célébrant ses succès.

En conséquence, les conseils de Sarah seraient :

- Prenez le temps de comprendre vos habitudes alimentaires et trouvez des moyens de les améliorer.

- Trouvez une forme d'exercice que vous appréciez et incluez-la dans votre routine quotidienne.
- Apprenez à gérer les émotions et le stress sans recourir à la nourriture.
- Fixez-vous des objectifs réalisables et célébrez vos succès pour maintenir votre motivation.

<u>Conclusion :</u>

Récapitulation des principaux points abordés dans le livre

La perte de poids est un voyage personnel qui requiert de la détermination, de la patience et de la persévérance. Il est important de se fixer des objectifs réalisables, de suivre une alimentation saine et équilibrée, de pratiquer régulièrement de l'exercice physique et de gérer les émotions et les rechutes. En évitant les erreurs courantes, en surmontant les obstacles et en maintenant la motivation, les personnes peuvent atteindre leurs objectifs de perte de poids de manière saine et durable.

Enfin, les histoires inspirantes de personnes ayant réussi peuvent aider à maintenir la détermination et la motivation dans le voyage de la perte de poids.

Conseils pour continuer à perdre du poids de manière saine et durable

Pour perdre du poids de manière saine et durable, il est important de suivre les conseils suivants :

1. Continuer à suivre une alimentation équilibrée et saine : pour maintenir le poids perdu, il est important de continuer à manger des aliments sains et équilibrés, tout en limitant les aliments riches en graisses et en sucres.
2. Garder une activité physique régulière : l'exercice physique aide à brûler des calories et à maintenir une bonne forme physique, ce qui est essentiel pour conserver un poids santé.
3. Dormir suffisamment : le manque de sommeil peut altérer les hormones de la faim et peut entraîner une prise de poids. Il est donc important de dormir suffisamment chaque nuit.

4. Éviter les régimes à la mode et les privations : les régimes extrêmes peuvent être inefficaces et même nocifs pour la santé. Il est préférable de perdre du poids de manière progressive et durable en suivant une alimentation équilibrée et en faisant de l'exercice régulièrement.

5. Se fixer des objectifs réalisables : fixer des objectifs réalisables peut aider à maintenir la motivation et à éviter les rechutes. Il est important de se donner le temps de perdre du poids de manière saine et durable.

6. Avoir un soutien : avoir un soutien peut aider à surmonter les obstacles et à maintenir la motivation. Il est important de s'entourer de personnes positives et de solliciter l'aide d'un professionnel de la santé si nécessaire.

Remerciements

Nous voudrions vous remercier sincèrement pour votre dévouement et votre engagement envers la cause de la perte de poids. Votre livre est un guide précieux pour les personnes qui cherchent à atteindre leur objectif de poids de manière saine et durable.

Votre attention détaillée aux conseils alimentaires, à l'exercice physique et à la gestion des émotions a été très utile pour nos lecteurs. Votre approche personnelle et inspirante a donné espoir à ceux qui se battent pour atteindre leur poids santé.

Nous voulons remercier votre détermination à partager votre histoire et votre expérience pour aider les autres. Votre livre est une contribution précieuse à la communauté et nous sommes sûrs qu'il inspirera beaucoup de personnes.

Encore une fois, merci pour votre passion et votre détermination à aider les gens à atteindre leurs objectifs. Nous sommes honorés de pouvoir partager votre travail avec nos lecteurs.

Sincèrement,

IV Animé